AF463436

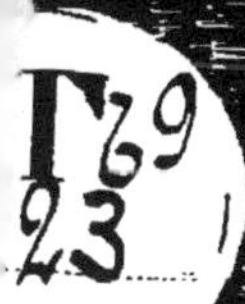

ÉTUDES

DE

PHYSIOLOGIE

DE L'USAGE DE LÉGUER OU DE CONSERVER LE CŒUR APRÈS LA MORT

PAR

LE Dr DEBROU

EXTRAIT DU *CORRESPONDANT*

PARIS

JULES GERVAIS, LIBRAIRE-ÉDITEUR

29, RUE DE TOURNON, 29

—

1882

ÉTUDES

DE

PHYSIOLOGIE

DE L'USAGE DE LÉGUER OU DE CONSERVER LE CŒUR
APRÈS LA MORT

PAR

LE Dr DEBROU

EXTRAIT DU *CORRESPONDANT*

PARIS
JULES GERVAIS, LIBRAIRE-ÉDITEUR
29, RUE DE TOURNON, 29

1882

ÉTUDES DE PHYSIOLOGIE

DE L'USAGE DE LÉGUER OU DE CONSERVER LE COEUR APRÈS LA MORT

On lit ce qui suit dans le testament de Mgr Dupanloup, mort le 11 octobre 1878, au château de Lacombe-Lancey (Isère).

« Je demande à être enseveli dans ma cathédrale ou dans le cimetière de Saint-Félix, pays où je suis né, où j'ai été baptisé et où la miséricorde de Dieu a été si grande pour moi.

« Je demande que mon cœur, au moins, soit porté à Saint-Félix; mais que tout ce qui regarde mes funérailles soit fait le plus simplement et au moins de frais possible. Il vaut mieux donner l'argent aux pauvres [1]. »

Le 15 avril 1821, Napoléon dictait son testament. Dans un codicile du 16, il ajoutait de sa main : « Je désire que mes cendres reposent sur les bords de la Seine, au milieu de ce peuple que j'ai tant aimé. » Le 28 avril, il chargea le docteur Antommarchi de faire l'ouverture de son corps... « de mettre son cœur dans l'esprit-de-vin et de le porter à l'impératrice Marie-Louise. Vous irez à Rome, docteur, vous direz aux miens que le grand Napoléon est expiré sur ce rocher [2]... »

Il faut dire hautement que Mgr Dupanloup n'a pas eu l'intention de faire un legs, au vrai sens du mot qui signifie un don avantageux pour celui qui reçoit. Sa modestie, son humilité même, ont éloigné de lui cette pensée : prolongeant sa tendresse jusqu'après

[1] Testament de Mgr Félix-Antoine-Philibert Dupanloup, évêque d'Orléans; fait à Saint-Félix, village de Savoie, le 10 avril 1868, jour de Vendredi saint.

[2] *Histoire de Napoléon Ier*, par M. de Norvins, *Mémoires* d'Antommarchi, ou *Derniers moments de Napoléon*. Paris, 1825. Le cœur fut enfermé dans une urne d'argent. L'autorité anglaise s'opposa à sa sortie de l'île, et on le plaça dans le cercueil.

la mort, il a cherché pour y laisser ses restes un lieu ami; et il a indiqué avec un égal désir la cathédrale qu'il avait tant aimée, et l'humble église de Saint-Félix, ce village où il était né et qui l'attirait par le souvenir de la piété de son enfance. Ce double vœu a été exaucé. Selon un usage qui est établi comme un droit, son corps a été inhumé dans la basilique de Sainte-Croix d'Orléans, où sa parole a été si souvent éloquente, au milieu des populations qu'il a secourues pendant presque trente ans; et son cœur, porté à Saint-Félix, y a été reçu comme un don, y est gardé avec une piété religieuse.

Sans doute, Napoléon aura voulu soustraire son cœur à la terre ennemie où il est mort, et il l'a destiné à l'impératrice Marie-Louise, qui avait été la compagne du plus beau temps de sa vie.

Tous les deux se sont rencontrés dans une même pensée. Tous les deux ont choisi une place pour déposer et faire reposer un cœur, qui avait bien besoin de repos.

Ils étaient bien différents. L'un, comblé de tous les triomphes, enivré de toutes les gloires, doué du double génie de l'administration et de la guerre, a dominé et gouverné les nations, en les broyant, a conduit partout des armées, invincibles jusqu'à un dernier jour d'épuisement, a fait périr plus d'une génération d'hommes, et, à la fin, ayant lassé la fortune, a trouvé une infortune égale, les deux étant à un niveau qui ne s'était jamais vu. L'autre, grand par l'esprit, mais plus encore par le cœur, a aimé d'un amour infini les hommes et de préférence les enfants, a dirigé les âmes dans le chemin de la charité, de la vertu; a consolé les attristés, soutenu les faibles, et a mis sa passion et sa gloire à conduire à Dieu les mourants qu'il avait convertis et sauvés par son exemple et son ardente prière. Car si son esprit était élevé, son âme était embrasée d'une chaleur qui persuadait, qui entraînait. Lui, le grand évêque, celui que pendant plus de cinq lustres la France a appelé « l'évêque », versait le bien partout, n'a jamais fait répandre une larme, de ces larmes qu'il a tant essuyées; et un jour, vieux, entouré des respects du monde, même d'une gloire qu'il n'avait pas cherchée, il s'est éteint doucement et s'en est allé à Dieu, priant comme un simple desservant de la montagne où il était né.

Le premier a été un grand homme. Après avoir été un grand évêque, le second restera un saint dans la mémoire de ceux qui l'ont connu, et le sera peut-être un jour pour l'Église.

Et tous les deux, regardant la fin de leur vie, se sont rencontrés dans une même pensée. Ils ont désigné l'usage que l'on ferait de leur cœur.

I

Comment cela se peut-il? Comment deux âmes, qui étaient différentes autant que le sont le jour et la nuit, se sont-elles unies en un même désir, dans une même volonté!

Cela tient à ce que cette pensée est essentiellement humaine. Elle n'est pas le fruit d'un temps ni de la religion. Elle est née dans les entrailles de l'homme, et sort des profondeurs de l'humanité. L'humanité tout entière l'a eue et l'aura jusqu'à la fin. Voilà ce que je voudrais montrer dans ce qui va suivre [1].

Pour être convaincu de cette vérité, il suffit de réfléchir sur la manière dont nous quittons la vie, soit qu'on la regrette, soit même qu'on ne la regrette pas. Tout le long de l'existence, on se défend, on lutte contre les périls, contre les menaces, et quand on aperçoit la mort qui avance, qui vous effleure ou vous touche de sa main froide, alors, par cette volonté de ne pas mourir qui est un de nos instincts, on essaye de prolonger sa vie par un artifice. On donne quelque chose de soi, la partie que l'on estime le plus : le cœur. Et ce don d'une part de soi, outre qu'il est instinctif, prend aussi sa source dans notre nature morale. C'est un souvenir d'affection et de tendresse que l'on transmet, comme un objet visible sans doute,

[1] Si quelqu'un faisait remarquer que l'usage en question n'est pas suffisamment appuyé sur les deux seuls exemples de Mgr Dupanloup et de Napoléon Ier, je réponds aisément que mon but a été de rechercher ce qui est dans la question elle-même, et non de faire un travail historique et en quelque sorte archéologique. L'usage existe. J'ai voulu en dire l'origine et les causes. Il a plusieurs aspects ; tantôt, c'est un mourant qui lui-même a donné son cœur; tantôt, c'est une coutume de famille, comme dans les maisons royales; tantôt, ce sont des parents, des amis qui réclament une partie de la dépouille d'un mort qui a péri loin des siens, sur une terre étrangère; quelquefois, plus rarement, c'est une population qui veut conserver quelque chose d'un personnage illustre; toutes ces nuances ou variétés existent. Un de mes amis m'apprend que, en même temps que le corps du connétable Du Guesclin était descendu dans les caveaux de Saint-Denis, son cœur était porté à Dinan, son pays natal, et que ses entrailles avaient été données à l'église des jacobins du Puy, près du lieu où il est mort. Dans le fond, toutes ces formes variées relèvent du double usage, ou de léguer soi-même quelque chose de son corps, ou de conserver une partie d'un mourant. C'est pour enfermer son cœur avec celui de son royal époux, que Catherine de Médicis a fait élever par Germain Pilon ce beau groupe des vertus théologales (et non pas les trois grâces, comme on le dit souvent), soutenant une urne funéraire. — Le cœur du cardinal de Retz a été déposé dans l'église des Carmes, au Marais, tandis que son corps a été inhumé, non dans les caveaux de Saint-Denis, mais dans l'église même dont il était l'abbé. — Le cœur d'Antoine Arnauld (le grand Arnauld), mort à Bruxelles, a été transporté à Port-Royal des Champs, etc., etc.

car, en nous, il y a toujours un peu mélange de ce qui est visible et de ce qui ne l'est pas ; et cet objet matériel représente la personne absente, ses qualités, son amour et vous console ou vous soutient. Et cet organe mort que l'on conserve permet de croire que l'on n'a pas tout perdu. Il fait plus : par un travail mental spontané dans l'homme, il entretient la pensée que l'on se reverra un jour, qu'on se retrouvera. Il est un trait d'union qui conduit à la persistance, à l'immortalité.

La permanence du corps lui-même a été, on le sait, une croyance fondamentale de l'humanité. Du nord au midi, les sauvages ensevelissaient les morts avec leurs armes, des aliments, jusqu'à des animaux familiers et domestiques. Le désir d'avoir son cœur conservé quelque part, et le soin pieux de le recevoir et de le garder, sont une fraction diminuée de cette coutume. C'est la même idée appliquée dans un sens inverse. Si l'on veut donner à quelqu'un la part que l'on essaye de soustraire à la mort, c'est que l'âme de celui qui meurt désire vivre et revivre dans la mémoire de ceux qui restent. Notre corps périssant et se dissolvant, c'est une consolation de penser que notre souvenir ne périra pas après nous, sera recueilli, conservé par des amis, dans notre famille, pendant des générations. Les tableaux, les portraits, les objets divers à notre usage, sont des moyens de cette transmission méritant le nom de pieux au sens où l'entendaient les Romains, et sont un lien entre les âmes passées et les âmes présentes, même dans un lointain avenir. Toutefois, leur valeur vraie est dans le mérite de l'âme survivante, car, on ne l'ignore pas, le tombeau le plus précieux et le plus cher pour la personne disparue est la pensée de celui qui l'aimait et qui l'aime encore.

En réfléchissant sur ces choses, qui viennent à l'esprit de tout le monde, sur lesquelles on pourrait écrire des lieux communs à l'infini, on a envie malgré soi de comparer, en ceci, les animaux avec l'homme.

II

Les naturalistes, ayant à leur tête Ch. Darwin, et à sa suite les *transformistes*, croient et disent que l'homme est le résultat d'une évolution organique ; que la vie, faible dans les plantes, s'est accrue dans les animaux, et que, chez l'homme, elle s'est couronnée par le fonctionnement des cellules cérébrales, qui sont la cause efficiente et suffisante des facultés de l'esprit. Telle est la doctrine naturaliste actuelle, qui rallie un nombre considérable de savants et même de philosophes.

Pour établir cette doctrine, on considère la vie à son commencement, à son degré infime, et, la suivant de stade en stade, on dit qu'il n'y a pas de rupture creusée et vraie entre le premier rudiment vivant et l'homme riche et orné de tous ses dons [1].

Il nous semble que si ces naturalistes très savants et, nous le croyons, sincères n'avaient pas considéré la vie seulement dans tous ses aspects, dans toutes ses formes, mais avaient comparé la mort des animaux avec celle de l'homme, ils n'auraient pas pu, ils n'auraient pas osé maintenir leur conclusion.

Remarquez, en effet, ce qui a lieu.

Les animaux, tous, on ne doit vouloir parler ici que des plus élevés, meurent sans le savoir; ils ignorent le passé, ne prévoient pas l'avenir; ils prévoient si peu que, quand on conduit un troupeau de moutons, des bœufs, des vaches, à l'abattoir, les derniers venus sont aussi tranquilles que les premiers frappés. Seul, l'homme se souvient, pense à l'avenir et le prévoit; il est né comme le végétal et l'animal inférieur, sans le savoir, sans conscience; mais quand la clarté lui est venue, quand, avec la vie et au-dessus d'elle, l'esprit est apparu, alors il sait, sa pensée retourne en arrière et se prolonge dans le futur. Lorsqu'un animal meurt, il y a arrêt d'un rouage, dérangement dans une machine organisée. Voyez si tous ne périssent pas de même, les plus familiers avec nous comme les autres? A côté de cette fin, ni passé ni avenir. Et regardez l'homme. Ou bien il meurt normalement pour ainsi dire, conservant ses facultés, et il présente ce spectacle saisissant d'une lumière qui éclaire la dernière heure et, illuminant l'âme et le cœur du mourant, le fait embrasser avec effusion les enfants, les proches, les amis, dans un suprême adieu; et si ces hommes sont purs et forts, ne croyez pas qu'ils faiblissent; ils voient ce qui est à côté d'eux, ce qu'ils vont laisser, avec une sorte de compassion fortifiante; ils aperçoivent ce qui va venir, dans la paix, avec espoir; ils regrettent peu; ils demandent qu'on se souvienne d'eux, que l'on fasse du bien, que l'on s'aime en leur nom, et ils acceptent ce qui sera bientôt; ou bien, si la mort n'a pas cette tranquillité sereine, si, ainsi que cela arrive souvent, la connaissance et les facultés mentales ont disparu avant la fin, longtemps même avant la fin, parce qu'il y a une lésion du cerveau, ou un trouble dans un organe important qui apporte le délire et l'inconscience, sans doute la fin est terne, alors, et ressemble à celle des bêtes qui ne pressentent rien et meurent étrangères à tout [2]. Mais voici la différence qui est

[1] *Le Traité de la descendance de l'homme*, de Ch. Darwin, et *la Physiologie de l'esprit*, du Dr Mauldsey, sont des ouvrages scientifiques et didactiques en faveur de cette sorte de philosophie.

[2] Lorsqu'on est près du lit d'un mourant, on est effrayé par le spectacle

entre l'homme et le règne animal tout entier. Durant la pleine santé, par réflexion, ou à la moindre menace dans son corps, à la vue d'un exemple proche, il se dit qu'il mourra un jour, bientôt, et fait ses dispositions testamentaires. Il partage sa fortune; il distribue ses faveurs, ses amitiés, ses souvenirs; il dicte ses ordres, ses volontés; il dispose de tout par prescience; il dit comme Mgr Dupanloup, dans un jour de recueillement [1] : « Je demande que mon cœur soit porté à Saint-Félix, où je suis né, où j'ai été baptisé. »

On le sait, parmi ceux qui ne pensent pas à disposer de leur cœur. à le donner, plusieurs désignent un endroit pour leur sépulture : au milieu d'une famille, à côté d'amis, d'une personne plus chère, dans un lieu aimé. Sur le point de quitter ce monde où l'on a vécu un peu, souvent avec plus de peine que de joie, on rassemble les affections que l'on a ressenties, et l'on veut, en s'éloignant, en emporter le souvenir,

Voilà ce que fait l'homme en mourant ou avant de mourir! non pas seulement l'homme d'élite, mais tout homme doué de ses facultés et suivant leur mesure. Le sauvage lui-même, celui que

de l'agonie. Les secousses de la respiration qui peuvent durer de longues heures, les mouvements saccadés des membres, du tronc, font croire à une douleur qui, cependant, n'existe pas, si l'esprit est voilé, absent, comme il l'est bien souvent à la fin des maladies mortelles. La présence de l'esprit est nécessaire pour que la douleur soit sentie, perçue. Je dis cela avec l'intention de consoler les parents et les amis qui s'affligent; et il y a longtemps que Montaigne le savait. Il dit ceci : « Je croy que c'est ce mesme estat où se trouvent ceux qu'on void défaillans de foiblesse en l'agosnie de la mort; et tiens *que nous les plaignons sans cause*, estimant qu'ils soyent agitez de griéves douleurs ou avoir l'ame pressée de cogitations penibles. Ç'a esté tousjours mon advis, contre l'opinion de plusieurs, et mesme d'Estienne de la Boetie, que ceux que nous voyons ainsi renversez et assoupis aux approches de leur fin, ou accablez de la longueur du mal, ou par accident d'une apoplexie ou mal caduc, ou blessez en la teste, nous oyons rommeller et rendre par fois des souspirs trenchans, quoy que nous en tirons aucuns signes par où il semble qu'il leur reste encore de la cognoissance et quelques mouvemens que nous leur voyons faire du corps : j'ai tousjours pensé, dis-je, qu'ils avoient et l'ame et le corps enseveli et endormy,

Vivit et est vitæ nescius ipse suæ (Ovide, *Trist.*)

et ne pouvois croire qu'à un si grand estonnement de membres et si grande défaillance des sens, l'ame peust maintenir aucune force au dedans pour se recognoistre; et que par ainsin ils n'avoient aucun discours qui les tourmentast et qui leur peust faire juger et sentir la misère de leur condition; et que par conséquent ils n'estoient pas fort à plaindre. » (Montaigne, liv. II, ch. v.) La dernière phrase est de trop; ils étaient à plaindre de mourir. Mais le reste contient une observation juste.

[1] Le Vendredi saint.

certains naturalistes regardent comme un intermédiaire entre eux et le singe, a des affections pour les siens qu'il quitte[1].

Or cette manière de finir, qui est particulière à l'homme, qui est le propre de la nature humaine, qui nous sépare absolument du règne animal, autant que la parole ou même la croyance à un Dieu, *cela est un acte*. La mort de l'homme est un acte, soit quand elle survient en pleine clarté, soit quand il l'a prévue, qu'il en a réglé intentionnellement les phases et les suites, pour les siens, pour les autres. Qui ne se rappelle les pressentiments, les craintes, les terreurs qui hantent les derniers jours, les angoisses sans nom des uns, en proie à un supplice; et aussi la sérénité, la douceur de pensée, l'espérance ouvrant ses ailes vers un avenir désiré, vers le rapprochement d'une personne autrefois chérie, qui, pour les autres, apaisent le mal de la fin et la rend facile? Y a-t-il rien qui, plus que cet acte suprême, démontre la réalité de l'esprit? Car, sur le point de cesser d'être sous cette forme présente, l'homme entrevoit autre chose de durable, de permanent. Une conception moderne a fait dire que la mémoire des hommes se transmet dans la famille, dans la tribu, dans la race, ensuite dans l'histoire; que les générations transportent, suivant l'expression du poète Lucrèce, de main en main, comme des flambeaux, le souvenir et les œuvres des hommes, et que, au sens vrai, cela est l'immortalité, qu'il n'y en a point d'autre. Cette sorte d'immortalité n'est pas la seule. Sans aucun doute, elle existe à la gloire de l'humanité, mais il en est une autre, dont chacun de nous a besoin, qui nous est personnelle, et qui est celle de notre esprit. Vouloir confondre notre immortalité avec celle du genre humain, c'est imiter ceux qui affirment que Dieu est confondu avec la nature, qu'il en est inséparable et lui est *immanent*, ce qui est simplement ôter à Dieu sa personnalité et l'anéantir.

III

Je me trouve obligé de parler un peu ici d'anatomie et de physiologie; je prie le lecteur de me suivre néanmoins, et j'espère qu'il me comprendra.

On sait aujourd'hui, et on reconnaît sans hésitation, que le cerveau est l'intermédiaire entre notre esprit et notre corps, et qu'il est le centre de nos pensées, de nos affections morales. Comment se

[1] Ce sentiment est si profondément humain, que la civilisation ne l'amortit pas, ne le diminue pas. Le culte de la mort est respecté dans les grandes villes. En quel pays est-il plus respecté qu'à Paris?

fait-il qu'il n'ait pas été choisi pour être transmis à la postérité pourquoi le cœur a-t-il eu la préférence? On sait encore, d'une manière aussi certaine, que le cœur est un organe musculaire, chargé d'envoyer à tout le corps le sang dont il a besoin pour vivre, et qu'ayant ce rôle, il n'est pas la source de nos qualités morales. Pourquoi a-t-il été choisi, pourquoi, malgré nos connaissances scientifiques actuelles, continue-t-il à désigner, dans le langage universel, la partie sentante et noble de notre âme? En vieillissant, les langues elles-mêmes veulent devenir exactes et précises. Pourquoi le langage humain a-t-il gardé, depuis l'origine, ces mots : *Le cœur est le moral de l'homme;* il y a *des hommes de tête*, ceux qui ont l'esprit juste ; il y a *des hommes de cœur*, ceux qui ont l'âme tendre et courageuse?

Notre intention est de répondre à ces questions et de faire voir par où l'esprit humain a passé, tantôt obéissant à une sorte d'instinct, tantôt conservant jusqu'à la fin ses impressions premières, qui, malgré les clartés de la science venue plus tard, ont la candeur et la la naïveté de la première pensée humaine.

L'homme, pour désigner les choses, a d'abord pris les noms des objets concrets qu'il voyait de ses yeux, qui frappaient ses sens. Il a donné le nom d'*âme* à ce qui était le mouvement [1], celui d'*esprit* à un souffle de la respiration [2], celui de *cœur* à un organe placé au centre de son corps. Et quand les idées se sont étendues, multipliées, il a attribué à ces mots un sens abstrait, métaphorique. A voir la peine que nous avons aujourd'hui, après de si longs temps et tant de réflexions, à définir exactement le sens de ces mots, on peut concevoir quelle a dû être la difficulté des premiers penseurs. Les langues ont contribué à la formation de l'esprit, ou mieux à son perfectionnement. Elles ont eu leur enfance, comme l'humanité, comme l'enfant a besoin de temps pour devenir un homme : autant de motifs d'embarras dans la détermination précise des mots et des conceptions.

Une autre cause d'embarras, plus grande encore, est venue de notre nature elle-même, de ce que nous sommes formés d'un corps et d'un esprit, mêlés, influencés à ce point, qu'il est difficile de poser entre eux une limite indiscutable. Et si cela est actuellement difficile, que devait-ce être pour les anciens, au commencement de tout, au début des notions sur notre corps et sur notre esprit.

Ils ne savaient presque rien du corps. Les sculpteurs d'Athènes le connaissaient autant que les anatomistes, qui n'existaient pas au temps d'Hippocrate et de Périclès.

[1] De ἄνεμος, *animus, anima.*

[2] *Spiritus* de *spirare.*

Il semble que presque toute l'antiquité ait cru à l'existence de plusieurs âmes. Pythagore, revenu à Crotone[1], après une longue captivité en Babylonie, enseigna à la Grèce que notre corps possède trois âmes ; qu'il y en a une dans la tête, celle de la raison ; une dans le cœur et la poitrine, l'âme sensible ; et une autour du nombril, celle de la nutrition et de l'engendrement ; que le cerveau avec la tête est le vrai principe de l'homme ; le nombril celui du végétal, le cœur celui de l'animal[2].

On se demande où est née une telle conception. Pythagore l'a-t-il empruntée aux prêtres de Memphis, de Ninive? Ce qui est probable, c'est que le génie hellénique a dû lui imprimer la formule de sa précision et de sa clarté. Elle est fondamentale dans la philosophie grecque. Platon, qui a été un condensateur et un vulgarisateur admirable des idées de son temps, l'a consacrée, et il faut se placer à ce point de vue pour comprendre ce qui va suivre.

D'après Platon, il y a trois âmes dans l'homme. Celle de l'*appétit* ou de la concupiscence, chargée d'entretenir la vie ; celle du *désir* ou de l'énergie, qui commande aux actions volontaires ; celle de l'intelligence, seule divine et immortelle, les deux autres étant périssables. Et ces trois âmes ont été placées selon leur nature et leur perfection. Celle de la concupiscence, qui se nourrit de breuvages et d'aliments, « a été logée dans l'intervalle qui sépare le diaphragme et le nombril ; et les dieux l'ont étendue là comme en un râtelier où le corps pût trouver sa pâture ; ils l'y ont attachée, comme une bête féroce[3]. » Plus haut, dans la tête, séparée du tronc par l'isthme du cou, habite l'intelligence « comme en une citadelle élevée... Et ce qu'il faut penser de cette âme, qui est la première dans l'homme, c'est que les dieux l'ont donnée à chacun de nous comme un génie. Elle est dans le lieu le plus élevé de notre corps, parce que nous croyons avec raison qu'elle nous élève de la terre au ciel, notre patrie, car nous sommes une plante du ciel et non de la terre. Les dieux en élevant notre tête, et ce qui est pour nous comme la racine de notre être, vers le lieu où l'âme a été primitivement engendrée, dirigent ainsi tout le corps[4]... »

Voilà ce qu'a été le premier effort de la pensée humaine, effort devant lequel nous pouvons nous mettre à genoux, parce qu'il a été un mélange naïf et sublime de poésie et de vérité. Ce que nous vou-

[1] Où il y avait déjà une école de médecine célèbre, dans laquelle on commençait à disséquer des animaux. (Littré, *Introduction aux œuvres d'Hippocrate.*)

[2] Littré, *ibidem.*

[3] Platon, *République*, traduct. de Cousin.

[4] Id. *Timée.*

lons en retenir ici, c'est que l'on a admis, outre l'âme de l'intelligence et de la raison, deux autres placées en notre corps : la première, située dans la poitrine et autour du cœur ; l'autre, celle des appétits sensuels, « étendue au nombril comme en un râtelier ». Plus tard, Galien[1] redira que l'âme raisonnable, *ratiocinatrix*, est dans le cerveau, que l'irascible, *animosa*, a pour réceptacle le cœur, que la concupiscente, *appetitoria*, a élu son domicile dans les organes les moins nobles, l'estomac, le foie[2].

Parmi ces conceptions, remarquez la pensée persistante d'une liaison entre quelque chose de notre esprit et nos organes ; c'est la prescience d'une union entre nos qualités physiques et nos facultés morales, tant de fois interprétée et qui a servi de base à la théorie ou doctrine des *tempéraments*.

Toutes ces idées ont traversé les âges. L'Église les a accueillies, et quand, ayant à lutter contre les passions, à les dompter pour assurer le salut de l'âme immortelle, elle a été conduite à les étudier dans leurs causes, elle a dit avec Platon : le désir, ἐπιθυμία la colère, θυμός, sont dans le cœur et dans la poitrine ; elle a répété avec Galien que « la concupiscence, qui se repaît des jouissances de la table et de l'amour, a sa source dans le foie et dans le ventre ». Le cœur fait naître l'orgueil, l'ambition ; les viscères engendrent les passions basses, celles qui ravalent l'homme au rang de la bête.

Ces idées plaisent. Elles semblent claires au premier abord. Elles ont une simplicité qui leur donne un caractère de poésie naïve. Pourtant, il faut le dire : elles ne sont que l'image trompeuse de la vérité. Elles ne sont pas exactes. En avançant dans le temps, l'homme voit ainsi sur son chemin tomber des illusions. Mais le courage doit être une de ses vertus. Et puis, chaque vérité acquise prend sa part dans un ensemble qui a plus de grandeur que ce que l'on efface.

Ces âmes multiples et charnelles d'autrefois sont vaines, et celle de notre esprit est la seule qui soit représentée par l'âme raisonnable. Voilà un premier point certain. Mais il y a des attaches, des soudures entre notre esprit et nos organes, et ce sont ces liens qui ont donné lieu aux croyances primitives, tant le mélange est intime et profond. Le cerveau, unique point de communication dans notre corps avec notre esprit, est le centre d'élaboration des sentiments, des affections et des passions. On sait cela aujourd'hui, mais il n'y a pas plus d'un demi-siècle, et, on le voit, bien du temps a été nécessaire pour arriver à cette seconde certitude. En quoi

[1] Médecin et ami de l'empereur Marc Aurèle, héritier de la Grèce, disciple de l'école d'Alexandrie, dont il a reçu les leçons à Pergame.

[2] Galien, *De anim. mor. liber unus.*

donc les viscères contribuent-ils à la formation des passions? De même que les sens, la vue, l'ouïe, le toucher, apportent à l'esprit les objets ou les éléments de la sensation, afin de participer à la formation des idées; de même les impressions internes, les incitations parties du foie, de l'utérus, de l'estomac, se transforment dans le cerveau en jouissances et en douleurs, et concourent ainsi à créer toutes les affections et les passions.

Les organes intérieurs, ou viscères, sont un point de départ, un *incitateur organique*, à la manière d'un instinct; et le travail cérébral fait le reste. Ce n'est point le cœur qui crée la colère, le foie qui fait l'envie, la haine, la jalousie concentrée et amère. Afin de donner une preuve vraie et unique de cette illusion, qu'on nous permette de citer un exemple. Cet étalon que vous voyez ardent dans la prairie, hennissant après les cavales, qu'on en fasse un cheval hongre, et voyez ce qui arrive. Son organe cœur est resté le même. S'il a perdu de son courage, de sa force, de sa hardiesse, croyez-vous que la partie sacrifiée, infime et minime, était un centre d'action? On n'a jamais songé à y placer une âme, même animale, quoique la vigueur en dépende. Elle était un incitateur, d'où partait un effluve gagnant le cerveau, lequel convertissait cet effluve en action. C'est là la vérité, et il en est ainsi pour toutes les influences des autres organes. Ceux-ci, l'utérus, le foie, sont un point initial d'incitation. La substance cérébrale seule en fait une émotion, une passion. Pour le prouver encore, ne sait-on pas qu'il y a des passions, celles qui sont mentales, l'ambition et autres, qui naissent dans le cerveau de toutes pièces? Descartes ne s'y est point trompé. Rejetant toute la théorie ancienne avec celle des âmes, il a, dans son *Traité des passions*, fait naître celles-ci entièrement dans le cerveau.

IV

Cependant, cette croyance et cette illusion ne sont pas encore effacées, et ont laissé une empreinte si durable, que le grand physiologiste Bichat en a été un représentant jusque parmi nous, dans le tableau saisissant qu'il a tracé des passions [1].

Il dit ceci : « Si nous indiquons quelques phénomènes intellectuels relatifs à la mémoire, à l'imagination, au jugement, la main se porte involontairement à la tête. Voulons-nous exprimer l'amour, la joie, la tristesse, la haine, c'est sur la région du cœur, de l'estomac, des intestins que la main se dirige. » Et, appelant à son

[1] *Recherches physiol. sur la vie et la mort*, art. VI, § 1, 2, 3, 4.

aide tous les moyens de séduction pour faire croire ce qu'il expose en un style entraînant, il s'écrie : « L'acteur qui ferait une équivoque à cet égard, qui, en parlant de chagrins, rapporterait les gestes à la tête, ou les concentrerait sur le cœur pour annoncer un effort du génie, se couvrirait d'un ridicule que nous sentirions mieux encore que nous ne le comprendrions. » Et puis, ajoute-t-il, « qui ne sait que l'individu dont l'appareil pulmonaire est très prononcé, dont le système circulatoire jouit de beaucoup d'énergie, qui est, comme on le dit, sanguin, a dans les affections une impétuosité qui le dispose surtout à la colère, à l'emportement, au courage ; que là où prédomine le système bilieux, certaines passions sont plus développées, telles que l'envie, la haine... »

Voilà bien, assurément, la vieille croyance, celle de Platon et de Galien, acceptée pour le fond et exposée avec de riches développements. Et l'on retrouve ici clairement la pensée humaine, qui a fait choisir le cœur pour représenter tantôt la force et le courage, tantôt au moins une partie de la personne morale. Et à ces motifs, car nous n'avons rien à atténuer, à dissimuler, il faut ajouter que les viscères pâtissent sous l'influence des peines, que le chagrin profond, durable, retentit sur l'estomac, puis sur le foie et les entrailles ; que les suractivités physiques et surtout mentales font naître des maladies dans le cœur, de préférence des *hypertrophies* ou *anévrysmes* [1].

A côté de ces faits incontestables et incontestés, si l'on veut mieux saisir combien l'illusion est facile en ces sortes de choses, que l'on pense aux gênes de la digestion pendant une impression morale pénible, aux embarras d'estomac accompagnant la migraine ou lui succédant, aux souffrances du ventre, dans le côté droit où est le foie, aux gaz développés, au ralentissement de toutes les fonctions abdominales pendant les heures persistantes d'un chagrin profond ; et, pour expliquer ces effets, que l'on se demande s'il y a dans l'estomac, dans le foie, ou entre les deux, une âme ou une fraction d'âme ? qui voudrait aujourd'hui dire que l'âme est étendue et présente en ces organes ?

Eh bien, ce travail scientifique de recul, qui fait retrancher aux

[1] Mgr Dupanloup lui-même n'a pas échappé à cette loi fatale, lui, qui, on ne l'ignore pas, était d'une activité inépuisable pour le bien. Dès l'année 1876, pendant que j'avais l'honneur de donner des soins à sa santé avec mon habile confrère M. Lorraine, nous avons constaté les signes certains d'une hypertrophie du cœur ; et à l'ouverture du corps faite au château de Lacombe-Lancey, par M. le docteur Combal, appelé de Montpellier, l'existence de cette maladie a été vérifiée ; l'anévrysme ou hypertrophie du ventricule gauche est décrite dans le procès-verbal que j'ai sous les yeux.

organes du ventre et de la poitrine, le centre des opérations affectives et morales, pour l'enfermer dans le cerveau, il faut l'étendre à tout. Il faut dire que le cœur est l'agent de la circulation sanguine et n'est ni la source ni la mesure du courage, de la colère, de l'ambition et de toutes ces passions vigoureuses mêlées de bien et de mal; que la haine ne vient pas du foie ni de l'estomac; que le sens maternel lui-même, quoique si profondément organique, ne vient pas de l'utérus seul. Toutes les impressions viscérales ont besoin de la coopération cérébrale et de l'intervention de l'esprit, pour devenir des affections et des sentiments. Même chez les animaux, le travail nerveux est nécessaire; mais si vous voulez savoir ce que l'esprit y ajoute dans l'homme, comparez l'instinct d'une poule qui protège ses poussins pendant des jours, ou d'une chienne qui allaite ses petits, avec le spectacle de vertu sublime que nous montre, chaque jour, la femme qui aime ses enfants.

V.

Notre exposition ne peut être utile, que si elle est claire et si elle explique graduellement les choses obscures, en avançant vers la vérité.

Nous arrivons à ce point-ci : pourquoi, entre tous les organes, l'homme a-t il choisi le cœur pour le représenter après la mort?

Deux premiers motifs ont pu décider ce choix. Nous allons les indiquer ; puis nous verrons s'il n'en existe pas un troisième.

En premier lieu, on aura reconnu que le cœur est un organe nécessaire à la vie, le plus essentiel peut-être. En second lieu, on aura reconnu facilement qu'il est peu volumineux, qu'il doit être aisé à retirer du corps et même assez facile à conserver.

Ces appréciations sont exactes. Pourtant on va voir que, historiquement au moins, la première n'a pas dû avoir une influence marquée.

Les anciens connaissaient à peine le cœur; ils ignoraient son rôle et son action. Aristote, si savant pour son temps, le regarde comme « le centre des vaisseaux du sang » et, à cause de cela, comme étant « le foyer de la chaleur innée ». On croyait qu'il envoie de l'air (πνεῦμα) dans le corps par les tuyaux artériels qui, sur le cadavre, sont vides, tandis que les veines sont remplies de sang. Galien crut que le sang se formait dans le foie, d'où il allait au cœur, et que celui-ci en lançant dans le cerveau de l'air par les artères cérébrales, y faisait naître les esprits animaux qui sont les instruments de l'âme raisonnable, ainsi que Descartes a continué de le dire. A peine si Aristote fit attention au cerveau, dont il semble ignorer l'usage, et Galien lui reproche « de n'avoir pas su à quoi sert cet organe ». Galien le savait, ainsi que d'autres choses sur les centres nerveux; il déclare qu'il est le siège de la pensée.

Durant tout le moyen âge, on marcha autour des idées de Galien; on accorda une influence très notable au foie, qui était l'officine du sang, des maladies, des passions, des tempéraments qui gouvernent le corps. Le rôle du cœur était peu aperçu. Le sang avait sans doute de l'importance, mais on le mettait sous la dépendance du foie qui, avec la digestion, en était la source. En toute cette période, on vit régner l'influence abdominale, l'action des viscères du ventre.

Lorsque Harvey eut enfin, au dix-septième siècle, découvert la grande circulation (Galien avait trouvé la petite, celle qui est entre le cœur et les poumons), on connut tout à coup le rôle vrai du cœur, qui est de recevoir le sang veineux dans ses cavités droites, pour le lancer avec ses cavités gauches dans tout le corps, mêlé à de l'air pris dans les poumons. Par ce fait même, l'usage du cœur fut réduit à un emploi mécanique, au rôle d'une pompe aspirante et foulante. Probablement, la conception d'une âme morale placée dans le cœur avait déjà perdu de son empire vers ce temps; mais si un motif avait été nécessaire pour l'effacer, la découverte de Harvey aurait suffi. On la trouve, en effet, moins en vogue après, et il est probable que la continuation du respect qui s'est maintenu pour le cœur a tenu à l'importance extrême et à la nécessité de cet organe pour la vie.

Mais, afin d'indiquer tout ce qui est vrai, il faut dire que trois organes sont indispensables à la vie de l'homme : le cerveau, le cœur, les poumons par l'acte respiratoire. L'arrêt de l'un quelconque des trois ne suspend pas seulement la vie; il la supprime. Telle lésion du cerveau à sa base *vers la protubérance* tue à l'instant. La privation totale d'air oxygéné tue après trois ou quatre minutes; l'immobilité du cœur tue un peu plus vite. Dans les trois cas, l'effet rapide est le même. Pourquoi donc, entre ces trois organes, le cœur seul a-t-il été choisi comme représentant de la vie? Sans aucun doute, cela tient à la marche des connaissances physiologiques. Toujours on a soupçonné ou pressenti le rôle du cœur. L'exercice cérébral ou le jeu de la respiration n'ont été appréciés que dans les temps modernes. Là est la cause de cette différence.

Ce n'est pas tout. Dans ce rapide aperçu historique, il faut montrer les tâtonnements que l'on a eus, les embarras sortis de l'ignorance où l'on était sur les organes de notre corps.

Les anciens, qui regardaient seulement des animaux ouverts pour le besoin de la boucherie ou pour les sacrifices dans les temples, avaient de la peine à distinguer le cœur de ce qui l'entoure. Cet organe, placé entre les poumons (faciles à écarter, à la vérité), est adhérent au centre du *diaphragme* par son enveloppe (le *péricarde*) et par les veines caves qui y amènent le sang. A ce même niveau est la terminaison de l'*œsophage* dans l'estomac par un orifice. Celui-ci (orifice supérieur de l'estomac) est situé à côté du cœur et n'est séparé de lui que par la cloison du diaphragme. Or cette cloison est en ce point faite d'une aponévrose fibreuse, et les anciens, qui séparaient mal les organes et pas du tout les tissus, regardaient comme étant des nerfs tout ce qui était blanc et fibreux, ainsi que le sont les tendons de nos doigts. A cause de cela, ils avaient pensé que cette toile aponévrotique du diaphragme était un centre nerveux, et comme elle est voisine du cœur, lui-même enveloppé d'un sac fibreux, et voisine de l'orifice supérieur de l'estomac, ils avaient confondu toutes ces parties rapprochées. A l'aponévrose du diaphragme, ils donnèrent le nom de *centre phrénique* (c'est-à-dire nerveux); à l'ouverture de l'estomac, qui est un simple anneau musculaire, ils donnèrent le nom de *cardiaque*, dérivé du mot cœur [1].

Il en résulta plusieurs conséquences, d'abord, cet étrange emploi d'un même mot appliqué tantôt à la source de nos affections morales, tantôt à un embarras de digestion. Ensuite, par l'habitude où l'on était d'attribuer au cœur des sentiments et des émotions, on fut conduit à en accorder une part à l'estomac. Et comme au niveau de ces parties, on croyait voir un centre phrénique (*épigastrique*, c'est-à-dire devant l'estomac), on plaça en ce lieu, contenant des choses diverses, une sorte d'âme qui fonctionnait avec celle du cœur, quand elle n'était pas sa rivale. Et ce centre phrénique épigastrique, dont Bichat parle longuement, étant l'aboutissant d'organes tels que l'estomac, le foie, le pancréas, la vésicule du fiel, avec le cœur tout voisin, est devenu aisément l'équivalent ou du centre de la vie ou d'une âme organique; d'autant plus que toutes les impressions de notre corps ou de notre esprit y convergent ou semblent en partir. Ainsi que l'a dit expressément Bichat : « Pour peindre l'amour, la joie, la tristesse, la haine, c'est sur la région du cœur, de l'estomac, que la main se dirige. »

[1] Cœur vient du latin *cord-is*, qui a la même origine que le grec καρδ-ία, L'erreur des Grecs, en donnant le nom d'orifice *cardiaque*, ou du cœur, à l'entrée de l'œsophage dans l'estomac, a été cause de cette locution : *avoir mal au cœur*, ce qui signifie *avoir envie de vomir*. Et cette locution se maintient à côté de celle de *cœur moral*.

VI

Peut-être, avons-nous dit, la préférence accordée au cœur est-elle venue de l'idée que cet organe serait plus facile que d'autres à être recueilli et conservé; probablement, il en a été ainsi; nous disons probablement, car cette pensée a été une sorte d'instinct sur lequel on ne s'est pas expliqué. Ce motif a dû se joindre à l'autre, basé sur l'importance extrême de l'organe; et, à eux deux, ils ont dû faire une raison déterminante et suffisante.

Que l'on remarque ce mot, employé par nous : « pensée instinctive. » Si, en effet, on avait adopté une opinion réfléchie, peut-être aurait-on renoncé à un désir, naturel sans aucun doute, mais irréalisable. Certes, les momies égyptiennes sont un témoignage d'une vie antérieure, témoignage conservé pendant des siècles, avec piété, survivant même aux nations disparues. Mais que sont ces représentations, comme pétrifiées, d'un corps qui était vivant, et d'une âme qui sentait et souffrait? Il faut les respecter, les admirer même puisqu'elles sont le reste d'hommes et l'œuvre de la volonté humaine. Nous, si savants et si civilisés, nous sommes loin d'espérer atteindre une pareille conservation. Et si on le pouvait, car la chimie le pourrait peut-être, on semble ne vouloir pas le désirer, comme si ces images imparfaites et mortes étaient trop loin de la vérité.

Et alors on se réduit à une partie de soi-même, étroite et petite. Depuis combien de temps? Ce serait à rechercher. J'ai déjà indiqué que je n'avais pas l'intention de faire à ce sujet un travail historique.

L'homme a varié ses désirs et ses coutumes d'après la mort. Il a voulu être brûlé, et l'on a conservé ses cendres, les exposant dans des urnes sur la voie publique hors des villes, tantôt pour la vanité du mort, tantôt pour la reconnaissance intéressée des héritiers. Le christianisme a établi la coutume respectueuse de déposer dans la terre un corps qui doit revivre entier un jour[1]. Et ce n'est que dans des cas rares que l'on a ôté le cœur, pour le conserver séparément.

Ce dernier usage était suivi généralement dans les maisons

[1] Aux derniers temps de l'État romain et à l'époque gallo-romaine, sur le corps mis en terre et sur la pierre qui le couvrait, on inscrivait cette épigraphe :

CA. DA. VER.

caro data vermibus, d'où on a fait *cadaver*, cadavre, qui veut dire : *chair donnée aux vers.*

royales, dans celle de France[1]. On faisait toujours l'embaumement des personnes de la cour, et l'on embaumait le cœur à part. Aujourd'hui, on se borne souvent à retirer le cœur, pour le déposer dans un vase de porcelaine, de cristal ou d'argent, rempli d'alcool.

Il ne faut pas se faire illusion. Le liquide s'évapore quoique le vase ait été fermé et luté avec soin, et l'air qui s'introduit à sa place altère la substance du cœur. Pour que la conservation fût très prolongée, il faudrait que l'alcool fût renouvelé autant que besoin, et un sentiment de piété s'y oppose.

Combien de temps un cœur embaumé peut-il être conservé dans sa forme et avec son aspect? Probablement, il y a des procès-verbaux qui répondraient à cette demande. Je n'en connais qu'un, très intéressant à la vérité[2]. Malgré les termes employés pour décrire le cœur de Charles VIII de France, on peut croire que cet organe était bien loin de ressembler à un cœur vrai. En réalité, l'exécution sincère, soit pour celui qui a donné son cœur, soit pour ceux qui le conservent est une illusion encore. C'est une idée transportée du

[1] Voici le procès-verbal de l'embaumement du cœur et du corps *des deux Dauphines*, rapporté par un chirurgien du dix-septième siècle.

« Le corps étant ouvert, on fit l'embaumement *à la manière égyptienne*, en remplissant les cavités de baume et de poudres d'aromates très fines, puis enveloppant le tronc et les membres de bandelettes de lin imprégnées de baume. Le cœur étant retiré, on le lava à plusieurs reprises dans de l'esprit-de-vin et on le plaça dans une capsule de porcelaine. On mit dans ses cavités de la poudre balsamique très fine préparée exprès, et on le déposa dans un sac de toile cirée, ayant la forme d'un cœur; autour du cœur on mit de la poudre balsamique, on lia, on serra avec une ficelle fine. On plaça ce sac dans une boîte en plomb, ayant aussi la forme d'un cœur, et cette boîte dans une plus grande. Les deux furent soudées ensemble par un maître plombier. Le cercueil du corps ayant été mis sur des tréteaux, au milieu de la chambre, la boîte du cœur fut placée dessus, pour être déposée avec le cercueil dans la sépulture. » (Dionis, *Traité des opérations de chirurgie*.) Les embaumements furent faits par Dionis, assisté de deux apothicaires, de plusieurs valets, d'un plombier, en présence de Félix, premier chirurgien de Louis XIV.

[2] M. le marquis de Balbi de Vernon a découvert, en 1873, dans l'église de Cléry (Loiret), le cœur de Charles VIII, et en a lu la relation à la Sorbonne, le 17 avril, à une réunion des sociétés savantes. Dans un coffret de plomb entier, contenu en une boîte de bois très endommagée, était « un cœur dans un état inespéré de conservation qui permit d'en reconnaître les parties; il était complètement entouré de laine très fine dont la boîte était régulièrement garnie. Sur le couvercle de la boite en plomb, on lisait en caractères du quinzième siècle :

C'EST LE CŒUR
DU ROI CHARLES
HUITIÈME
1498 »

monde moral dans le monde réel, et qui, comme bien d'autres, ne se réalise pas.

Devant cette impossibilité qui est vraie, on pourrait aussi bien vouloir conserver le cerveau, réel centre des sensations et instrument vrai de la pensée. Il est facile de le rendre dur, par un mélange d'acide, et sa conservation dans l'alcool est au moins aussi aisée à obtenir que celle du cœur. Nous avons essayé de dire pourquoi l'instinct de l'homme a préféré le cœur au cerveau et, tout à l'heure, nous achèverons de donner les motifs de cette préférence.

Enfin, voulant conserver de notre corps une partie infiniment durable, que faudrait-il recueillir? Évidemment, ce sont les os, composés de terre et de chaux, que, dans tous les sols et à toute profondeur, on retrouve, après des siècles, avec leurs formes et leurs dimensions. Ils sont les vrais restes (*reliquiæ*) de notre vie, et même la conformation du crâne révélerait des caractères de race et des indices d'intelligence; mais on n'a pas pu avoir l'idée de conserver ces objets, qui, même durant la vie, sont à peine vivants. Seule, la piété religieuse a pu les rechercher et les recueillir pour les honorer comme des reliques, après que la légende de sainteté avait eu le temps de s'établir. Allez au fond de la pensée de celui qui fait un don de lui-même, dans le désir de ceux qui espèrent avoir une part de leur ami mort. Ce que tous veulent transmettre ou recevoir, ce n'est pas un objet qui ressemble à une pierre, à du bois, mais quelque chose qui a remué, qui a battu de joie ou de peine, qui a participé ou semble avoir participé au bien, au mal, aux sacrifices, à l'amour. Puisque pour l'humanité entière, le cerveau semble être neutre ou inconnu, comment ne pas s'adresser au cœur avec lequel la vie commence, avec lequel elle finit : *primum movens, ultimum moriens?*

VII

Un troisième motif a déterminé le choix du cœur entre toutes les parties du corps; et ce dernier motif a été le plus vrai, le plus décisif.

Cet organe s'agite, palpite, tressaille dans toutes impressions fortes. Regardez cet homme qui, subitement, apprend une nouvelle cruelle; il pâlit, rougit; son cœur soulève sa poitrine; il va se trouver mal, ce qui tient à un arrêt momentané du cœur; ou bien il s'agite, pousse des cris déchirants, est en proie à des mouvements convulsifs. Et si vous supposez d'autres émotions, toujours sous l'action du cœur, la pudeur colore les joues de la jeune fille, ou la honte la fait rougir. Les regards deviennent humides de tendresse ou lancent des éclairs enflammés de jalousie et de haine. Du cœur, en proie à des bonds, l'agitation s'étend partout, aux membres qui se tordent, qui frappent soi ou les autres. Tantôt, c'est la joie exubérante, entrecoupée des secousses du rire, tantôt c'est la colère et la fureur qui éclatent comme un orage. Je ne cherche pas à décrire. Les moralistes, les poètes, les peintres ont tracé ces tableaux. Je ne veux qu'indiquer ce que chacun voit, sent, subit. Et quel est le lieu, le théâtre de ces manifestations? La poitrine, le cœur et ce qui l'entoure. Donc, ces organes *portent témoignage* de nos affections; ils en sont *les témoins* assidus, involontaires, infaillibles, et c'est parce qu'ils *traduisent ainsi nos passions au dehors, que l'on a dit qu'ils en étaient la cause et la source.*

Entre ces témoins de nos douleurs, de nos joies, même de nos secrètes pensées, le cœur est le plus fidèle, le plus infaillible. A force de volonté, d'habitude, cet homme que l'on épie imprime l'immobilité à son visage, le silence à ses traits; mais son cœur, lui, ne consent pas à la trahison. Le coupable qui fait un faux serment, sans signe visible de mensonge, sent au dedans de lui un témoin qui l'accuse, comme un dénonciateur inévitable, qui retarde son sommeil, qui entretient son remords.

Dans toutes ces expressions, la poitrine intervient pour sa part et y concourt avec le cœur. Chacun le voit et le sait, et lorsque le branle est donné par une émotion forte, tout s'agite; le larynx, par ses cris, le tronc, les membres déploient une énergie indomptable, ainsi que cela a lieu dans la colère, la fureur. C'est cette dépense excessive de forces, ce spectacle violent qui a fait dire que la passion est une *souffrance*, et son nom même le dit.

Quand on contemple ces effets, on est frappé du concours simultané, involontaire, d'organes divers qui s'unissent pour et dans une même action. Pourquoi cet ensemble surprenant, presque admirable? Y en a-t-il une explication anatomique, physiologique, car nous sommes ici dans le vrai domaine de l'organisation, puisque les animaux offrent, à leur manière, un spectacle du même genre?

Oui, il y en a une cause anatomique. Elle est dans un nerf [1] qui prend sa racine au *bulbe rachidien*, au-dessous du cerveau, et envoie des branches, des rameaux au cœur, aux poumons, à l'estomac, unissant toutes ces parties dans une sympathie étroite. Et comme dans le cerveau, à sa base, il y a des centres de mouvements involontaires (ou réflexes), on comprend que ce nerf ras-

[1] La huitième paire cérébrale ou *nerf pneumogastrique.*

semble l'action de tous les organes, tantôt par une incitation venue des viscères, tantôt sous le coup d'une émotion cérébrale [1].

VIII

Par ce qui précède, on peut voir comment ces organes : le cœur, l'estomac, la poitrine, les poumons et le centre épigastrique, agissent de concert, et trahissent malgré nous, au dehors, nos affections et nos passions ; comment, à cause de cela même, on a pu croire qu'ils étaient le siège et la source de nos émotions ; comment les anciens, par leur ignorance, ont été conduits à penser que ces parties diverses *faisaient un tout*, ce qui, par un chemin aisé à suivre, a fait donner à ce tout le nom d'une de ses parties : le cœur. On reconnaît ainsi pourquoi le cœur est devenu synonyme de nos affections, pourquoi il a désigné la partie sentante et aimante de notre âme. C'est pour ces motifs que l'homme, en mourant, veut le donner et le transmettre, qu'un ami survivant est heureux de le recevoir et de le garder.

Dira-t-on que cela rend compte seulement du passé, d'un temps où l'on se contentait d'erreurs? Qu'aujourd'hui la science a appris à renoncer à ces illusions?

L'usage n'a point cessé. Il existe encore, et il faut dire, en terminant, pourquoi il persiste et persistera.

Ceci tient au fond des choses et dépend de la nature humaine.

L'homme n'est pas fait seulement d'intelligence et de raison, de cette raison dont il est fier et qu'obscurcit souvent la passion ou l'erreur. Il a en lui deux parties, non séparées mais différentes. L'une silencieuse, froide et immobile, que l'on n'aperçoit que par réflexion. Elle est dans la tête, ainsi que le disaient déjà Pythagore et Platon, enfermée dans la boîte du crâne : c'est l'*esprit*. Il y en a une autre qui est comme étendue partout, qui est mêlée intimement à notre corps, infusée dans nos organes, qui se trahit par des manifestations externes, avec laquelle nous vivons et même nous voulons vivre, parce que nous sentons qu'elle est trempée dans notre sang, mêlée à notre chair : c'est le *sentiment*. Pour le désigner, il fallait un nom. On a dit le plus souvent : *le cœur;* on dit quelquefois : *les entrailles*. Qu'importe que le nom ne représente pas la vérité absolue ! C'était impossible. Mais il indique la différence

[1] Pour dire encore une fois toute la liaison qui est entre le cerveau et l'estomac, rappelons que l'on vomit dans l'apoplexie, dans les convulsions ; que la *méningite*, cette terrible maladie de l'enfance, s'annonce par des vomissements incoercibles.

qui est entre les deux parts de nous-mêmes, l'une grave et solitaire comme un souverain, l'autre plus confondue avec nos organes et avec nos viscères. Cette seconde part est un intermédiaire, une sorte de pont jeté entre notre esprit et notre corps. Elle est la soudure de notre unité. Notre cerveau est l'instrument de notre esprit; nos viscères pénètrent jusque dans notre âme morale; et *le tout, se joignant, fait le vrai homme.*

Durant le milieu de la vie, on se partage entre son esprit et son sentiment. Plusieurs, quand ils ont leur force et leur fierté, voudraient effacer jusqu'aux images et aux symboles. Mais le langage humain, qui est une expression de notre nature, garde l'empreinte de nos sentiments, aussi bien que de nos pensées réfléchies. Il continuera de dire qu'il y a des hommes de cœur, qu'il y a un cœur moral. Vouloir supprimer ces mots de la langue, ce serait la rendre muette. Lorsque la vie avance, que le vide se fait peu à peu, que le néant s'entrevoit, le sentiment reparaît. Même dans sa pleine force et dans son orgueil, si l'on est frappé d'une grande douleur : la perte d'un fils, espoir de l'avenir, la mort d'une femme tendrement aimée, le sentiment se réveille. On revient aux idées de son enfance, on retourne à ces chères croyances des premiers hommes; on ne veut pas croire à une séparation éternelle; on désire, on espère se revoir. Et, dans cette pensée, qui fait du bien et console un peu, qui aide à vivre et à attendre, on donne une part de soi, ou bien on veut la recevoir de l'absent. Si le cœur est ce que l'on donne, ce que l'on aime le mieux recevoir et garder, c'est que l'on ne peut pas oublier que cet organe a été, comme un ami fidèle, le compagnon de nos tristesses et de nos joies, de nos craintes et de nos espérances; qu'il a été, pendant notre vie, le témoin assidu de toutes nos tendresses. Et puis, en cette pensée, il y a un idéal. L'idéal est une forme de l'infini; et l'homme, étant, d'après la parole de Platon, « une plante du ciel et non de la terre », est et sera toujours attiré par l'infini.

De notre temps, bien des personnes, des savants surtout, estiment peu Platon. Pourquoi ne pas se souvenir qu'il a été le maître d'Aristote, et que son immortel disciple a été le précepteur du genre humain, a fondé la science aussi bien que la métaphysique, a été le guide et la clarté de tout le moyen âge, le foyer de la civilisation arabe, et, au quinzième siècle, la grande lumière retrouvée de la Renaissance; que, lui-même, il a été le disciple de Socrate, et que ce maître, qui avait fait pour la morale ce qu'Aristote a fait pour tout le reste, est mort martyr volontaire de la libre-pensée, de celle qui est vraie et pure. Pourquoi ne pas avouer qu'il y a dans l'homme, à côté de l'intelligence, le cri et les besoins de l'humanité, représentés par le sentiment moral, qui, précisément parce qu'il est enchaîné au corps, veut monter et s'élever avec l'esprit vers la source placée au-dessus de ce qui est fini? Ne voyez-vous pas que presque personne, parmi les hommes heureux, n'est content de son sort jusqu'à la fin? Ne découvrez-vous pas que les esprits supérieurs, qui ont laissé une trace et un nom, quelquefois impérissable, dans les lettres, dans les sciences, dans l'art, ne sont pas satisfaits de ce qu'ils ont produit et accompli? Ils avaient espéré davantage, ils avaient embrassé plus; le but de leur tâche ne leur semble pas atteint...? N'est-ce pas là encore de l'idéal et une aspiration vers l'infini? Au lieu de comprimer ces élans, laissez les ailes s'ouvrir et monter vers ce qui est le bien, vers ce qui est le beau, vers ce qui est le grand. Là est le but et la fin de l'homme. Et, pour rappeler, en finissant, le titre même de ce mince travail, que tout le monde dise, aujourd'hui surtout et en ces temps : *Sursum corda* « Haut les cœurs! »

PARIS. — E. DE SOYE ET FILS, IMPRIMEURS, 5, PLACE DU PANTHÉON.

PARIS. — E. DE SOYE ET FILS, IMPR., 5, PL. DU PANTHÉON.

www.ingramcontent.com/pod-product-compliance
Ingram Content Group UK Ltd.
Pitfield, Milton Keynes, MK11 3LW, UK
UKHW021030200726
13857UKWH00004B/1686

9 782012 988439